国家中等职业教育改革发展示范学校教改创新示范教材

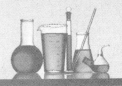

供医学检验技术专业用

寄生虫检验实训指导

JISHENGCHONG JIANYAN SHIXUN ZHIDAO

U0319282

■ 主 编 卢 渝

■ 参 编 （以姓氏笔画为序）

郑小波 章 华

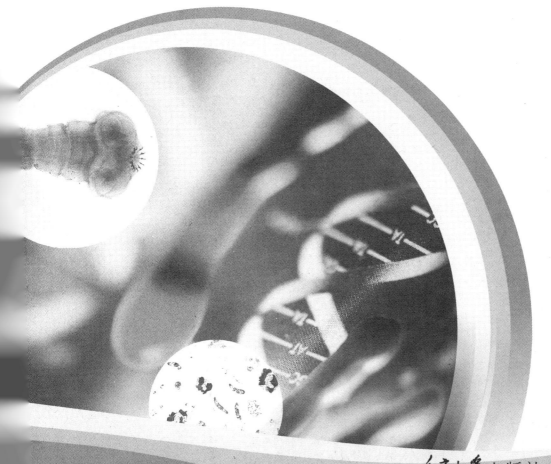

重庆大学出版社

内容提要

本书结构上包括实训项目和实训报告两个模块。实训项目根据理论教学内容,按照操作的先后次序编排,并根据教学实际情况安排为每个实训2学时。每个实训项目按照工作任务驱动的方式,明确了实训目标、实训准备、实训步骤、实训内容等要求;每个实训后均附有实训报告,报告体例包括目标、内容、结果、讨论等,报告内容形式多样,简单明了,可操作性强,可因实训情况不同适当选择内容填写。

本书主要适合于中等职业教育卫生学校医学检验技术专业师生使用,也可供相关从业人员参考。

图书在版编目(CIP)数据

寄生虫检验实训指导/卢渝主编. —重庆:重庆
大学出版社,2014.7
国家中等职业教育改革发展示范学校教改创新
示范教材
ISBN 978-7-5624-8179-9

Ⅰ.①寄…　Ⅱ.①卢…　Ⅲ.①寄生虫病—医学
检验—中等专业学校—教材　Ⅳ.①R530.4

中国版本图书馆 CIP 数据核字(2014)第 093494 号

寄生虫检验实训指导
主　编　卢　渝
策划编辑:袁文华
责任编辑:袁文华　　版式设计:袁文华
责任校对:邬小梅　　责任印制:赵　晟

*

重庆大学出版社出版发行
出版人:邓晓益
社址:重庆市沙坪坝区大学城西路21号
邮编:401331
电话:(023) 88617190　88617185(中小学)
传真:(023) 88617186　88617166
网址:http://www.cqup.com.cn
邮箱:fxk@ cqup.com.cn(营销中心)

全国新华书店经销
万州日报印刷厂印刷

*

开本:787×1092　1/16　印张:3.75　字数:94 千
2014 年 7 月第 1 版　2014 年 7 月第 1 次印刷
印数:1—8 00
ISBN 978-7-5624-8179-9　定价:8.00 元

本书如有印刷、装订等质量问题,本社负责调换
版权所有,请勿擅自翻印和用本书
制作各类出版物及配套用书,违者必究

国家中等职业教育改革发展示范学校教改创新示范教材

医学检验技术专业实训指导教材编审委员会

主　任　张　展

副主任　郑小波　杨　华

主　审　王易振　郝　坡

委　员　（以姓氏笔画为序）

　　　　卢　渝　刘　瑜　刘少华

　　　　杨　华　张　展　郑小波

　　　　郑雅丹　廖俐雅

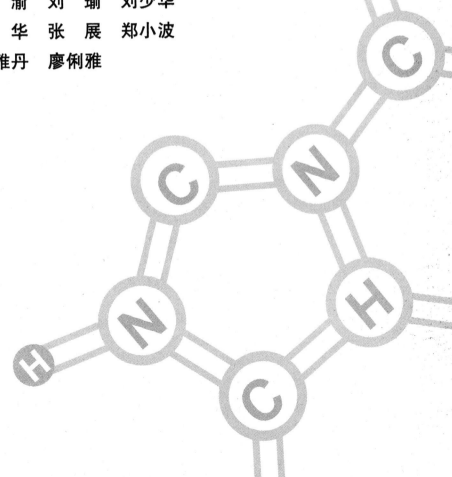

前 言

　　教育部、人力资源社会保障部、财政部从2010—2013年组织实施国家中等职业教育改革发展示范学校建设计划,中央财政重点支持1 000所中等职业学校改革创新,形成一批代表国家职业教育办学水平的中等职业学校,大幅度提高这些学校办学的规范化、信息化和现代化水平,使其成为全国中等职业教育改革创新的示范、提高质量的示范和办出特色的示范,在中等职业教育改革发展中发挥引领、骨干和辐射作用。

　　示范校建设的重点任务是改革培养模式、办学模式、教学模式、评价模式,创新教学内容,加强师资队伍建设,完善内部管理。开发本书即是创新教学内容的具体体现。本书主要包括两大部分内容:一是实训课的内容,包括知识准备、实训目标、实训准备、实训步骤、实训内容等;二是实训报告,报告体例包括目标、内容、结果、讨论等,报告内容形式多样,简单明了,可操作性强,可因实训情况不同适当选择内容填写。希望本书能成为"老师好教、学生好学"的好教材。

　　本书是在国家示范中职学校建设过程中,以教材对接技能为切入点编写而成的,由重庆市医药卫生学校的卢渝主编,郑小波、章华参编。具体编写分工如下:实训一由卢渝、郑小波编写;实训二、实训三、实训四、实训十二、实训十三由卢渝编写;实训五、实训六、实训九、实训十、实训十一由章华编写;实训七、实训八由郑小波编写;全书最后由卢渝统稿。

　　全体编委均以科学严谨、认真负责的态度参与本书的开发和编写工作,但由于时间仓促、水平有限,书中难免存在不足之处,恳请使用本书的老师和同学们提出宝贵意见和建议,以便我们及时改进和完善。

卢　渝

2014年3月

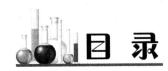

目 录

实训一　实验室规则学习和显微镜的使用与保养

【实训目标】

1.学习并遵守实验室规则。

2.熟练掌握显微镜的使用与保养方法。

【实训地点】

检验实训基地。

【实训学时】

2学时。

【实训准备】

1.**实训者准备**　衣帽整洁,举止端庄。

2.**用物准备**　光学显微镜、玻片标本、香柏油、酒精乙醚、牙签、擦镜纸、记录纸、笔等。

3.**环境准备**　安静、整洁,光线、温度、湿度适宜,酌情关闭门窗、屏风遮挡。

【实训步骤】

1.**聆听**　学习实验室规则。

2.**观察思考**　教师展示显微镜操作步骤及注意事项,学生观察并记录要点。

3.**学生练习**　学生独立完成显微镜操作。

4.**评价展示**

(1)学生按8~10人/组分组,在小组内进行显微镜操作技能展示,教师巡视并点评。

(2)每组学生代表向全班展示显微镜操作过程,陈述操作注意事项,教师和其他学生查看、听取结果展示并评价,最后由教师归纳总结。

5.**作业布置**　完成实训报告。

【实训内容】

一、实验室规则

1. 做好实验课前准备工作

①实验前必须预习实验相关理论和实验指导内容,明确实验目的、要求和注意事项。

②穿好工作服,准备好必要的学习用品,如教材、实验室指导、绘图用具等。

2. 认真上好实验课

①注意个人卫生,不要在实验室内吃任何东西,严格遵守课堂纪律,禁止喧哗,保持室内安静。

②爱护显微镜、标本等实验用品,如有损坏,及时报告,并按学校的规章制度予以赔偿。

③观察示教标本时,勿移动标本和显微镜,以免影响其他同学观察。

④严格按照实验指导规则及老师的安排,认真做好各项实验,根据自己的实验结果完成实验报告。

⑤树立安全意识。用过的玻片等具有传染性的材料,应放在消毒缸内;盛过粪便的纸袋等,应收集起来消毒后妥善处理;桌面或其他物品被污染时,应加以消毒。

3. 做好课后的管理工作

①清点物品,物归原处。

②实验结束后,必须洗手,做好卫生清理工作,关好水电、门窗。

二、显微镜的使用与保养

1. 低倍镜、高倍镜的使用

（1）使用

使用显微镜时,必须端坐,勿将镜台倾斜。先将反光镜对好光源,再用聚光器调节光的强度,然后将要观察的标本置于载物台上,用低倍镜观察,以粗调节器调至物像可见,再以细调节器调至物像清晰。需用高倍镜观察时,应将待观察的部分移至视野中央,再转换高倍镜。开大光圈和升高集光器,然后或上或下地小心旋转细调节器,直至物像清晰为止。

（2）镜下观察标本方法

为保证被观察的标本不遗漏,必须按照一定的顺序进行观察。高倍镜下观察含粪、尿等排泄分泌物时,应加盖盖玻片,以免污染镜头。

2. 显微镜油镜的操作

操作方法:

①观察前准备。放置显微镜→检查显微镜→调节光源。

②低倍镜确定视野。

③油镜观察。提高镜筒约 2 cm,将油镜镜头转至正下方。在玻片标本的镜检部位(镜头的正下方)滴 1 滴香柏油;从侧面观察,转动粗调节器,慢慢降下镜筒,使油镜头浸在油中,镜头几乎与玻片接触,但不可压及玻片,以免压碎玻片,损坏镜头;将光线调亮,从目镜观察,一面调节粗调节器,当看到物像时,转用细调节器校正焦距,直至物像完全清晰为止。如未找到物像,必须再从侧面观察,将油镜降下,重复操作直至物像看清为止。

④换片。观察完标本后,如再需要观察另一标本时,应先将油镜转回到低倍镜,取出载物台上的标本,换装新片,再进行观察。请勿在高倍镜或油镜下换片,以免损坏镜头。

3.显微镜的保养

显微镜是一种较贵重的仪器,保养不好将造成损失并影响观察标本的效果和工作效率。因此,应正确进行保养。

从镜柜中取出或放入显微镜时,要轻拿轻放,防止反光镜掉落损坏;镜头不干净时,可在镜头纸上滴加少量二甲苯轻轻擦拭,再用镜头纸擦净(绝不可用拭镜纸干擦镜面,更不能用手和粗布擦拭,以防损坏镜头或沾染油污);油镜使用完毕,先用擦镜纸擦去镜头上的油,再取一张擦镜纸,滴少量酒精乙醚擦拭,然后再取另一张新擦镜纸将镜头上残留的酒精乙醚擦净;接物镜和接目镜不得随便拿出和卸下,以防灰尘落入镜筒内;显微镜使用完毕,把镜头转离聚光器,使物镜头转成"八"字形。降下聚光器,罩上镜套,放入箱内。

4.注意事项

①拿取显微镜时应检查显微镜部件是否完好。拿取必须一只手拿镜臂,一只手托镜座,并保持镜身上下垂直,避免震动,轻放台上。请勿单手拿取,以防显微镜目镜或反光镜坠落。

②以自然光为光源时,反光镜用平面;以灯光为光源时,反光镜用凹面。

③调节细调节器时动作要轻微。

④镜头不干净时,先用二甲苯轻轻擦拭后,再用镜头纸擦拭。油镜使用完毕后,一定要用擦镜纸滴少量酒精乙醚擦拭。

⑤接物镜或接目镜不得随便卸下,以防灰尘落入镜筒中。

⑥使用时,如发现显微镜操作不灵活或有损坏,勿擅自拆卸修理,应立即报告指导教师处理。

【实训报告】

实训报告

课程名称:_____　　实训项目:_____　　实训地点:_____

带教老师:_____　　姓名:_____　　学号:_____　　时间:_____

1.填空

(1)使用

使用显微镜时,必须端坐,勿将_____。先将_____对好光源,再用_____调节光的强度,然后将要观察的标本置于_____上,用低倍镜观察,以_____调至物像可见,再以_____调至物像清晰。需用高倍镜观察时,应将待观察的部分移至视野中央,再转换高倍镜。开大_____和升高_____,然后或上或下地小心旋转_____,直至物像清晰为止。

使用显微镜油镜时,首先在标本上滴加_____,将要观察的标本置于_____,然后将_____物镜对准聚光口,转动粗调节器,使_____浸入油内,勿与玻片接触,以免损坏镜头。然后一面用眼看接目镜,一面向上转动_____,当看到物像时,再移动

_____,直至物像完全清晰为止。

（2）保养

从镜柜中取出或放入显微镜时，要_____，防止_____掉落损坏；镜头不干净时，可在镜头纸上滴加少量_____轻轻擦拭，再用_____擦净；油镜使用完毕，用擦镜纸蘸少许_____，擦去镜头上的_____，再用_____擦去二甲苯；显微镜使用完毕，把镜头转离_____，使物镜头转成"八"字形。降下聚光器，罩上镜套，放入箱内。

2. 绘图

观察结果绘图。

3. 讨论

讨论显微镜使用时的注意事项。

实训二　常见线虫形态辨识及病理标本观察

【知识准备】

1. 似蚓蛔线虫的成虫、虫卵形态特征。
2. 鞭虫的成虫、虫卵形态特征。
3. 十二指肠钩口线虫和美洲板口线虫的成虫、虫卵形态特征。
4. 丝虫的成虫特征、班氏微丝蚴和马来微丝蚴的形态特征。

【实训目标】

1. 能肉眼辨认线虫纲的成虫。
2. 能镜下辨认常见线虫纲的虫卵。
3. 观察常见线虫纲寄生虫所致的大体病理标本。

【实训地点】

检验实训基地。

【实训学时】

2 学时。

【实训准备】

1. **实训者准备**　衣帽整洁,举止端庄,戴口罩、手套。
2. **用物准备**　成虫标本、虫卵玻片、显微镜、拭镜纸、记录纸、笔等。
3. **环境准备**　安静、整洁,光线、温度、湿度适宜,酌情关闭门窗、屏风遮挡。

【实训内容】

一、成虫标本观察

1. 蛔虫

虫体圆柱形,似蚯蚓,大小(15～32)cm×(2～6)mm,活时为粉红色,固定后为灰白色。

体表光滑有横纹及两条侧线,雌虫尾端尖直,雄虫尾端向腹面卷曲。

2. 钩虫

圆柱形,长约 1 cm,美洲钩虫有两个弯曲呈"S"形,十二指肠钩虫有一个弯曲呈"C"形。虫体活时为肉红色,固定后为灰白色。雌虫尾端尖直,雄虫尾部膨大呈伞状。

3. 蛲虫

短线头状。雌虫长约 1 cm,尾端长而尖直,雄虫长 2 ~ 5 mm,尾端向腹面卷曲呈"6"字形。

4. 鞭虫

虫体前端细长,约占体长的 3/5,后端粗短,约占体长的 2/5,形似马鞭。雌虫尾端直而钝圆,雄虫尾端向腹面卷曲。

二、镜下观察虫卵及幼虫

1. 蛔虫卵

椭圆形,中等大小,外面是一层被胆汁染成棕黄色的蛋白质膜,卵壳厚而透明,壳内是一个大而圆的卵细胞,两端有新月形的间隙,为受精蛔虫卵;若是一些大小不等的卵黄颗粒,则为未受精蛔虫卵。此外,尚可见到脱去蛋白膜的蛔虫卵。

2. 钩虫卵

大小与蛔虫卵相似,卵壳薄而透明,壳内一般含 4 ~ 8 个卵细胞,卵壳与卵细胞之间有明显的空隙。

3. 蛲虫卵

柿核形,两侧不对称,比蛔虫卵略小,无色透明,卵壳较厚,内含 1 条卷曲的幼虫或蝌蚪期胚。

4. 鞭虫卵

腰鼓形,棕黄色,较蛔虫卵小,卵壳较厚,两端各具 1 个透明栓,壳内含 1 个未分裂的卵细胞。

5. 班氏微丝蚴与马来微丝蚴

细丝状。班氏微丝蚴体态柔和,头间隙长与宽之比约为 1:1,体核呈圆形或椭圆形,大小均匀,排列疏松,清晰可数,无尾核。马来微丝蚴体态僵直,头间隙长与宽之比约为 2:1,体核呈椭圆形,重叠密集,分布不均,不可数,尾核有 2 个。

6. 旋毛虫囊包

囊包与横纹肌纤维平行,大小 (0.25 ~ 0.5) mm × (0.21 ~ 0.42) mm,囊内含 1 ~ 2 条卷曲的幼虫。

三、低倍镜下观察下列结构

1. 蛔虫唇瓣及雄虫交合刺

蛔虫唇瓣呈品字形排列,中间的空隙为口孔。雄虫有"象牙状"交合刺 1 对。

2. 两种钩虫口囊及交合伞

十二指肠钩虫口囊有 2 对钩齿,交合伞背辐肋远离基底部分支,交合刺 2 根,末端分开。

美洲钩虫口囊有 1 对板齿,交合伞背辐肋靠近基底部分支,交合刺 2 根,末端合并成倒钩。

3.蛲虫头翼和食管球

头端角皮层膨大成头翼,咽管末端膨大呈球形,称食管球。

四、病理标本观察

1.蛔虫性肠梗阻

蛔虫扭曲成团,完全或部分阻塞肠道。

2.蛔虫性阑尾炎

可见蛔虫钻入阑尾,理解蛔虫钻孔的习性。

3.钩虫咬附于肠黏膜标本

注意观察肠壁有无出血点及溃疡现象。

4.鞭虫钻入结肠壁标本

可见虫体前端钻入肠壁,后端悬挂,故寄生牢靠。

【实训报告】

实训报告

课程名称:_____   实训项目:_____   实训地点:_____

带教老师:_____   姓名:_____   学号:_____   时间:_____

绘图

绘出受精蛔虫卵等的镜下形态图,标明结构及放大倍数。

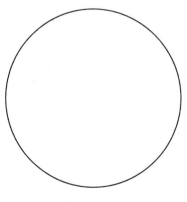

受精蛔虫卵

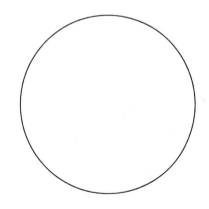

未受精蛔虫卵

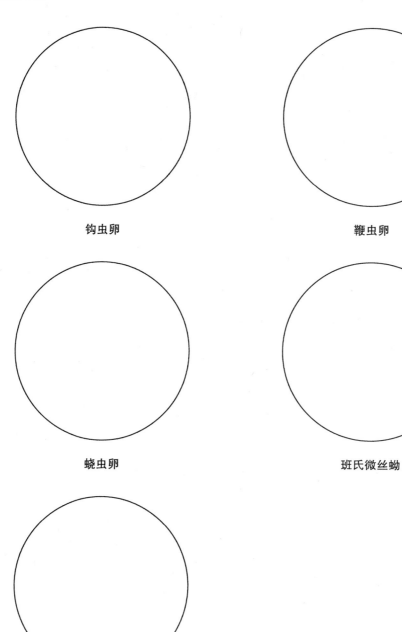

钩虫卵

鞭虫卵

蛲虫卵

班氏微丝蚴

马来微丝蚴

实训三　粪检虫卵的直接涂片法、饱和盐水漂浮法、离心沉淀法

【知识准备】

1.线虫纲的成虫、虫卵形态特征。

2.线虫纲的实验室诊断方法。

【实训目标】

1.熟练掌握直接涂片法。

2.学会饱和盐水漂浮法、离心沉淀法的粪检操作方法。

3.能镜下判定检验结果。

【实训地点】

检验实训基地。

【实训学时】

2学时。

【实训准备】

1.**实训者准备**　衣帽整洁,举止端庄,戴口罩、手套。

2.**用物准备**　感染粪便、竹签、载玻片、盖玻片、漂浮瓶、小杯、过滤筛、滤纸、生理盐水、饱和盐水、离心机、显微镜、记录纸、笔等。

3.**环境准备**　安静、整洁,光线、温度、湿度适宜,酌情关闭门窗、屏风遮挡。

【实训内容】

一、直接涂片法

直接涂片法为蠕虫卵检查的基本方法,操作简便,应用范围广,适合一般蠕虫卵的检查,

但虫卵较少时易漏检。

1. 操作方法

①取干净的载玻片 1 块,滴生理盐水 1 滴于玻片一侧。

②用竹签挑取火柴头大小的粪便于生理盐水中,涂成 1.5 cm×2 cm 大小、厚薄适宜的涂膜,边涂边去掉粗渣,加盖玻片 1 张,镜检全片,先用低倍镜检查,必要时用高倍镜观察。

2. 注意事项

①涂膜应位于玻片左侧,右侧便于手拿或必要时贴标签。

②涂膜厚薄适宜,是指涂膜置于印刷字体上,透过涂膜能隐约见到下面的印刷字体;否则,太厚或太薄,均易出现假阴性。

③观察虫卵宜用弱光源。

④操作中或结束后,均应及时清理,注意卫生。

二、饱和盐水漂浮法

饱和盐水漂浮法是利用虫卵的比重小于饱和盐水的比重而上浮,接触载玻片,以达到集卵的目的。常用于钩虫卵的检查及其他线虫卵的检查,不宜用于吸虫卵的检查。

1. 操作方法

①取蚕豆大小的粪便于漂浮瓶内。

②加少许饱和盐水将大便搅成匀浆,去掉粗渣。

③继续滴加饱和盐水至略高出瓶口,但不溢出。

④取洁净载玻片 1 块覆盖于瓶口,应无气泡。

⑤静置 10~15 min,迅速翻转载玻片,置低倍镜下检查,必要时转高倍镜观察。

2. 注意事项

①粪便要充分搅拌,使虫卵分离出来,浮于液面,以提高检查效果。如有浮于液面的大块粪渣,应挑出。

②饱和盐水应加至瓶口,液面稍突出。过少易生气泡,过多则溢出,都会影响检查效果。

③漂浮时间不宜过久,以防虫卵变形。

三、离心沉淀法

离心沉淀法是利用虫卵比重比水大,虫卵下沉的原理。使用离心机可加速虫卵沉淀,缩短时间。

1. 操作方法

①取黄豆大小的粪便置于小杯中,加自来水充分调匀,然后用双层纱布或铜丝筛滤去粗渣。

②将粪便置于离心管中,以 1 500~2 500 r/min 离心 1~2 min,倾去上清液,再加水离心沉淀,反复 3~4 次,至上清液清晰。

③倾去上清液,取沉渣涂片检查。

2. 注意事项

①粪便应充分搅匀,并尽量除去粪渣。

②离心管中加入的粪液要距管口 2 cm，需要离心的离心管一定要保持平衡。

③离心结束后待离心机自然停止，勿用外力使其停止。

④离心时应逐渐提高转数，直至达到需求转数。

【实训报告】

实训报告

课程名称：＿＿＿＿＿＿　　实训项目：＿＿＿＿＿＿　　实训地点：＿＿＿＿＿＿

带教老师：＿＿＿＿＿　　姓名：＿＿＿＿＿　　学号：＿＿＿＿　　时间：＿＿＿＿＿

1. 绘图

绘出观察结果，鉴定名称，并标明结构。

2. 填表

记录检查结果。

方　法	蛔虫卵	钩虫卵	鞭虫卵	蛲虫卵	微丝蚴
直接涂片法					
饱和盐水漂浮法					
离心沉淀法					

注：阴性用"－"表示；阳性用"＋"表示。

实训四　钩蚴培养法、透明胶纸法、微丝蚴厚血膜法

【知识准备】

1. 钩虫的成虫、虫卵形态特征、生活史及实验室诊断方法。
2. 蛲虫的成虫、虫卵形态特征、生活史及实验室诊断方法。
3. 丝虫的幼虫形态特征、生活史及实验室诊断方法。

【实训目标】

1. 知道钩蚴培养法。
2. 知道透明胶纸法。
3. 能独立操作微丝蚴厚血膜法。
4. 能镜下判定试验结果。

【实训地点】

检验实训基地。

【实训学时】

2 学时。

【实训准备】

1. **实训者准备**　衣帽整洁,举止端庄,戴口罩、手套。
2. **用物准备**　感染粪便、试管、冷开水、滤纸、剪刀、竹签、恒温箱、采血针、微量吸管、显微镜、透明胶纸、记录纸、笔等。
3. **环境准备**　安静、整洁,光线、温度、湿度适宜,酌情关闭门窗、屏风遮挡。

【实训内容】

一、钩蚴培养法

在适宜条件下,钩虫卵能够很快发育并孵出幼虫,幼虫具有向湿性,可进入水中,用肉眼或放大镜观察。

1. 操作方法

①取洁净试管 1 支,加入冷开水 1～2 ml。

②将滤纸剪成与试管等宽但较试管稍长的"T"字形纸条,用铅笔在横条部分写上受检者姓名或编号。

③取黄豆大小的粪便均匀涂抹在竖条纸上的 2/3 处,将纸条插入试管中,使下端刚刚与水接触,以粪便不接触水面为宜。

④在 25～30 ℃温箱中孵育 3 d 后(每天补充蒸发水分),用肉眼或放大镜观察管底水中有无钩蚴。若未发现,应继续培养观察至第 5 天。

2. 注意事项

①粪便必须新鲜,当日培养。

②滤纸条要用剪刀剪裁,纸边必须光滑,以防纸纤维落入水中与幼虫相混淆。

③涂粪便部分不要接触水面,如水被粪便污染变浑浊时,应另行换水。

④每天从管壁添加少量清水,以保持液面高度。

二、透明胶纸法

蛲虫雌虫在肛周产卵,虫卵黏附于肛周皮肤,从肛门周围粘取虫卵是诊断蛲虫病独特而有效的方法。

1. 操作方法

①将宽 2 cm 的透明胶纸剪成长约 6 cm 的小段。

②将一端向胶面折叠约 0.5 cm,再贴在干净的载玻片上。

③玻片一端写受检者姓名、编号等。

④检查时,将胶纸揭下,用胶面粘贴肛门周围皮肤,然后将胶面平铺于载玻片上,低倍镜下检查。

2. 注意事项

①清晨起床后,未排便前检查。

②胶纸与玻片之间有许多气泡时,镜检前可揭起胶纸,滴少量生理盐水后将胶纸平铺再镜检。

③胶纸应在肛门皱襞粘贴数次,使胶纸与皱襞充分接触,注意不要污染手指。

三、微丝蚴厚血膜法

1. 操作方法

①取耳垂或指尖血 3 大滴置于洁净载玻片中央,用另一载玻片角将血滴从里向外作旋转涂布,涂成直径 1.5～2 cm 的圆形厚血膜(厚薄均匀,边缘整齐),平放,自然晾干。

②将已干的玻片放入清水中 5～10 min 溶血。从水中取出玻片置于显微镜下趁湿观察，微丝蚴极易辨认。

③若需鉴定虫种时，则需染色。常用瑞士染色法和吉氏染色法。

2. 注意事项

①由于微丝蚴具有夜现周期性，采血时间应在晚上 9 时至次日清晨 2 时为宜。

②厚血膜干燥时间不宜过长，室温下 2～3 d 为宜，否则溶血较困难。

【实训报告】

实训报告

课程名称：_____ 实训项目：_____ 实训地点：_____

带教老师：_____ 姓名：_____ 学号：_____ 时间：_____

1. 绘图

绘出观察结果，鉴定名称，并标明结构。

2. 填表

①写出两种微丝蚴的形态区别。

区别点	班氏微丝蚴	马来微丝蚴
体态		
头间隙		
体核		
尾核		

②记录检查结果。

方　法	蛔虫卵	钩虫卵	鞭虫卵	蛲虫卵	微丝蚴
钩蚴培养法					
透明胶纸法					
厚血膜法					

注：阴性用"－"表示；阳性用"＋"表示。

3. 人群肠道线虫感染的调查

选一组目标人群进行肠道线虫感染调查,将调查结果记录下来,再进行讨论、分析,并提出合理意见或建议。

实训五 吸虫纲的形态辨识

【知识准备】

1. 肝吸虫的成虫、囊蚴、虫卵形态特征。
2. 姜片虫的成虫、囊蚴、虫卵形态特征。
3. 肺吸虫的成虫、囊蚴、虫卵形态特征。
4. 血吸虫的成虫、毛蚴、尾蚴、虫卵形态特征。

【实训目标】

1. 能肉眼辨认吸虫纲的成虫。
2. 能在镜下辨认常见吸虫纲的幼虫和虫卵。
3. 观察常见吸虫纲寄生虫所致的大体病理标本。

【实训地点】

检验实训基地。

【实训学时】

2 学时。

【实训准备】

1. **实训者准备**　衣帽整洁,举止端庄,戴口罩、手套。
2. **用物准备**　成虫标本、虫卵玻片、病理标本、显微镜、记录纸、笔等。
3. **环境准备**　安静、整洁,光线、温度、湿度适宜,酌情关闭门窗、屏风遮挡。

【实训内容】

一、成虫标本观察(肉眼观察)

观察虫体的形状、大小、颜色;血吸虫还要注意观察雌、雄虫合抱状态。

1. 肝吸虫

虫体狭长扁平,前端较窄,后端钝圆,形似葵花籽,长 10 ~ 25 mm,宽 3 ~ 5 mm,活时呈肉红色,死后呈灰白色。

2. 姜片虫

经福尔马林固定后变为灰白色,经压扁后体形极似姜片。虫体长 20 ~ 70 mm,宽 8 ~ 20 mm。

3. 肺吸虫

肺吸虫有两种:一种是自然的固定标本,保持活体的肥厚形态,而色泽为砖灰色,体长 7.5 ~ 12 mm,宽 4 ~ 6 mm;另一种是固定时经玻片压扁的,形似西瓜子,两端较尖,在虫体中央的一侧可见一块黄色的部分,乃是充塞金黄色虫卵的子宫部分。

4. 血吸虫

血吸虫有雌雄虫之别。体形似线,约 1 cm 长。活体时雄虫为乳白色,体形粗短。雌虫为黑色,前细后粗。雌虫常被雄虫合抱,用放大镜观察,仅腹吸盘前端部分游离于外,雄虫常用吸盘吸住皿底。

二、镜下观察虫卵及幼虫

1. 肝吸虫卵

形似芝麻,淡黄色,卵壳较厚,稍窄端的前端有一明显小盖。盖的周缘由于卵壳的外凸形成肩峰。后端钝圆,有一个卵壳增厚而形成的逗点状突起,卵内可见到一个发育成熟的毛蚴。

2. 姜片虫卵

卵圆形,淡黄色,壳薄,一端具一不明显的小盖,内部可见排列整齐的卵黄细胞(20 ~ 40个),卵细胞 1 个(在已固定的标本中不易见到)。

3. 肺吸虫卵

水缸形,较大的一端有一明显的小盖,另一端较锐而卵壳稍为增厚,卵壳中等厚度,黄褐色,内部有 5 ~ 12 个排列不齐的卵黄细胞,但新鲜标本中常可以见到一个较其他卵黄细胞突出的卵细胞。

4. 血吸虫卵

椭圆形,淡黄色,壳薄,无卵盖,一端旁侧可见一棘状小刺,或因位置或因粪便中渣滓黏附卵周围而不能见到。卵内可见到一鞋底形的成熟毛蚴,高倍镜下仔细观察活卵或可见毛蚴周围颤动的纤毛。

5. 肝吸虫囊蚴

椭圆形,有两层囊壁,囊中可见到明显的褐色的排泄囊。

6. 姜片虫囊蚴

扁圆形,似凸透镜,囊内有 1 个幼虫,排泄囊内充满黑色折光颗粒。

7. 肺吸虫囊蚴

球形,双层壁囊,内含 1 个幼虫。虫体内可见充满黑色颗粒的排泄囊,两支弯曲的肠管及不明显的口腹吸盘。

8.血吸虫毛蚴

梨形,灰白色,半透明,周纤毛,水中做直线运动。

9.血吸虫尾蚴

由体部尾部组成,尾部分尾干和尾叉;体部有口、腹吸盘及 5 对穿刺腺。

三、病理标本观察

1.肝吸虫所致疾病的病理标本

成虫寄生于肝胆管内导致病变,从肝断面肉眼可见肝胆管管壁增厚管腔因虫体充盈而阻塞。

2.姜片虫性肠梗阻

大量姜片虫完全或部分阻塞肠道。

3.肺吸虫病肺(福尔马林固定狗肺标本)

肉眼可见肺表面结节隆起。

4.肺吸虫所致疾病的病理组织切片标本

镜下观察虫体在组织内引起的病变特征。

【实训报告】

实训报告

课程名称:_____ 实训项目:_____ 实训地点:_____

带教老师:_____ 姓名:_____ 学号:_____ 时间:_____

1.绘图

绘出吸虫纲的镜下形态图,标明结构及放大倍数。

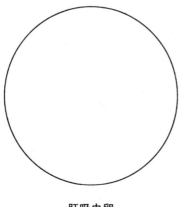

肝吸虫卵

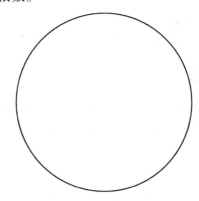

姜片虫卵

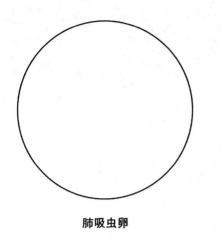

肺吸虫卵

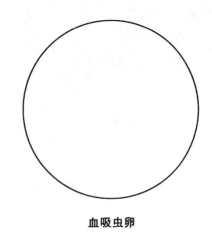

血吸虫卵

2. 讨论

镜下虫卵鉴定的依据是什么？

实训六　吸虫纲中间宿主的辨识 消化沉淀法及毛蚴孵化法的操作

【知识准备】

豆螺、沼螺、涵螺、淡水鱼虾、扁卷螺、川卷螺、石蟹、喇蛄、钉螺、菱角、荸荠和茭白的形态。

【实训目标】

1. 能够辨别中间宿主。
2. 知道消化沉淀法和毛蚴孵化法的操作方法。

【实训地点】

检验实训基地。

【实训学时】

2 学时。

【实训准备】

1. **实训者准备**　衣帽整洁,举止端庄,戴口罩、手套。
2. **用物准备**　烧杯、试管、吸管、离心机、恒温箱、患者 24 h 痰液、动物新鲜粪便、塑料粪缸、铜筛、试管、竹筷、放大镜、水温计、脱脂棉、储水缸、取暖设备、显微镜、记录纸、笔等。
3. **环境准备**　安静、整洁,光线、温度、湿度适宜,酌情关闭门窗、屏风遮挡。

【实训内容】

一、中间宿主的形态观察

1. 肝吸虫的中间宿主

第一中间宿主为纹沼螺、长角涵螺及赤豆螺,螺体中型大小,呈卵圆锥形或椭圆形,生活时壳为灰褐色,死后变为灰白色;第二中间宿主为淡水鱼的鲤科鱼类,淡水虾如米虾及沼虾。

2. 姜片虫的中间宿主

扁卷螺,壳扁平盘曲,体小呈浅黄色,常漂浮于水面;红菱、荸荠及茭白为水生植物媒介。

3. 肺吸虫的中间宿主

川卷螺为第一中间宿主,属大型塔锥形螺类,壳厚呈棕黄色趋黑色,顶端常因生活在溪流中与石碰撞而损蚀不全;石蟹、喇蛄为第二中间宿主,石蟹生长于山区溪流,喇蛄则多见于我国东北;囊蚴寄生的石蟹,鳃部有小白点的即为囊蚴。

4. 血吸虫的中间宿主

大小 3 ~ 12 mm 不等;形态一般为鞋钉状;螺旋数目通常为 5 ~ 7 个,但最大限度为 4 ~ 9.5 个;山区型螺壳光滑,平原型螺壳粗糙(有轮脊);钉螺生活的要素有水、泥、杂草(联系自然滋生地)。

二、常用吸虫虫卵、幼虫的检查方法

1. 消化沉淀法

此方法可溶解脂肪性物质,便于虫卵的观察。常用于检查肺吸虫卵、细粒棘球蚴原头节、蛔蚴、钩蚴等。

(1)操作方法

①收集患者 24 h 痰液,置于烧杯中。

②加等量 10% NaOH 溶液,用玻璃棒搅匀,置于 37 ℃温箱中,数小时后痰液被消化为稀液状。

③吸取底部沉淀物分装于离心管内,以 1 500 r/min 离心 10 min,弃去上清液,吸取沉渣涂片镜检。

(2)注意事项

①加入等量 10% NaOH 溶液后,一定要用玻璃棒搅匀。

②妥善处理装痰液的用具。

2. 毛蚴孵化法

(1)操作方法

①洗粪。将被检动物粪样依次放在预先排好的孵化杯旁,并将送粪卡或新编的号码移贴其上。将每头家畜粪便分成 3 份,每份每次牛粪、马粪 50 ~ 100 g,猪粪 20 ~ 30 g,羊粪、犬粪 5 ~ 10 g,置于 20 目或 40 目铜筛杯(粪筛)内,加水调匀,过滤于孵化杯内,弃去粪渣,经淘洗滤出的粪液一般静置 30 min,等粪渣下沉后,倒去上层液体。由于最初的粪水黏稠度较大,沉淀不充分,为了防止虫卵倒掉,第一次换水时,只能倒去上层粪水的 1/3 ~ 1/2,随即再加水进行沉淀,以后每间隔 15 ~ 20 min 换水一次,直至上层水色透明为止(一般换水 2 ~ 3 次,可根据温度调整;若只换一次水或直孵时,可在插管时在试管口塞一块 2 ~ 3 cm 厚的脱脂棉)。

②孵化。最后一次换水后孵化杯内加满孵化用水(不可用食盐水)。将试管事先按插在塑料盖上加满清水后倒插于孵化杯内,然后让其孵化。孵化过程中应保持一定的光照。

③观察毛蚴。牛羊粪血吸虫孵化应在进行孵化后第 1 h、第 3 h、第 5 h 各观察一次,如为猪粪应改为第 5 h、第 8 h 各观察一次,每个样品每次观察应在 2 min 以上。发现血吸虫毛蚴

即判定为阳性。

（2）注意事项

①采集动物新鲜粪便。

②粪便包装时，注意不可用装过农药或化肥的物品。

③采到粪样后，应立即送检，冬季防止结冰，夏季防止日晒。

④送检时应附有送粪卡，注明村、组、畜主及动物种类、性别、年龄、特征、有无孕、采粪日期等。

⑤换水时，要求轻拿轻放，动作缓慢均匀，不可倒倒停停，以免激起沉渣上浮。

⑥观察毛蚴时，应在光线充足的地方进行，为便于观察，可衬以黑色背景，毛蚴呈梭形，针尖大小，灰白色，折光性强，在近水面做水平或斜向直线运动（多在距水面 3 cm 范围内呈直线运动）。可疑时应用吸管吸取置于载玻片上镜检鉴别。在一个样品中有 1~5 个毛蚴为 + ,6~10 个为 + + ,11~20 个为 + + + ,21 个以上为 + + + + 。

【实训报告】

实训报告

课程名称：_____ 　　实训项目：_____ 　　实训地点：_____

带教老师：_____ 　　姓名：_____ 　　学号：_____ 　　时间：_____

记录消化沉淀法、毛蚴孵化法检查结果。

实训七　常见绦虫及所致疾病病理标本观察

【知识准备】

1. 带绦虫虫卵形态特征。

2. 链状带绦虫(又称猪带绦虫)、肥胖带吻绦虫(又称牛带绦虫)各类节片及囊尾蚴形态特征。

3. 细粒棘球绦虫(又称包生绦虫)各类节片及棘球蚴形态特征。

4. 猪带绦虫、牛带绦虫及包生绦虫生活史及致病性。

5. 正确的显微镜操作技能。

【实训目标】

1. 能正确辨识带绦虫虫卵。

2. 能鉴别猪带绦虫和牛带绦虫节片。

3. 能评估猪囊尾蚴及棘球蚴所致疾病。

4. 能正确辨识囊尾蚴,掌握其检查方法。

【实训地点】

寄生虫检验技术实训室、病理标本陈列室。

【实训学时】

2学时。

【实训准备】

1. **学生准备**　衣帽整洁,举止端庄,洗手,戴口罩、手套。

2. **用物准备**　带绦虫卵玻片,带绦虫头节、成节、孕节玻片,猪、牛带绦虫囊尾蚴玻片,包生绦虫头节、孕节玻片,猪带绦虫、牛带绦虫成虫标本,囊尾蚴标本,包生绦虫成虫标本,棘球蚴标本,脑囊虫病、肌肉囊虫病病理标本,棘球蚴肺标本,显微镜,记录纸,笔等。

3. **环境准备**　安静、整洁,光线、温度、湿度适宜,酌情关闭门窗、屏风遮挡,有洗手设备及用物,有视频播放设备。

【实训步骤】

1. 思考观察 教师展示带绦虫感染病例,学生思考和回顾带绦虫常见种类、形态特征、生活史及囊尾蚴病的血清、脑脊液、粪便、肌肉压片检查方法,学生按 8~10 人/组进行小组讨论。教师展示实训内容并示范显微镜观察带绦虫卵、节片、囊尾蚴、棘球蚴,肉眼观察带绦虫成虫、节片和囊尾蚴、棘球蚴所致病理标本,学生观察。

2. 迁移实训 领取玻片标本,独立观察并绘图。

3. 评价展示 教师任意抽取每组学生代表进行问题回答和操作展示,教师和其他学生查看、听取展示结果并评价,最后由教师归纳总结。

4. 观看视频 观看绦虫生活史、致病性、实验诊断及流行病学视频。

5. 作业练习 完成实训报告。

【实训内容】

一、肉眼观察

1. 猪带绦虫成虫大体标本

观察形态、大小、颜色及节片。

虫体扁平,呈带状,体长 2~4 m,乳白色,略透明。有 700~1 000 个节片,节片较薄。

2. 牛带绦虫成虫大体标本

观察形态、大小、颜色及节片。

形态与猪带绦虫相似,体长 4~8 m,不透明。有 1 000~2 000 个节片,节片肥厚。

3. 囊尾蚴浸制标本

观察形状、大小、颜色。

卵圆形囊状物,大小约 9 mm×5 mm,乳白色,半透明。囊壁较薄,囊内充满透明液体。

4. 包生绦虫成虫大体标本

观察形状、大小、颜色及节片。

体长 2~7 mm,乳白色,虫体包括头颈节、幼节、成节、孕节 4 个节片,孕节约占虫体总长的一半。

5. 棘球蚴浸制标本

观察形状、大小、颜色。

圆球形,囊状,直径数毫米至数百毫米。囊内充满无色透明或淡黄色的棘球蚴液,囊液中含棘球蚴砂。

6. 心囊虫病病理标本

观察囊尾蚴形状、大小及颜色。

心肌纤维间有多个黄豆大小、乳白色囊状物。

7. 肌肉囊虫病病理标本

观察囊尾蚴形状、大小及颜色。

肌肉纤维中有多个黄豆大小、乳白色囊状物,像米粒。

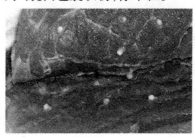

8.**肺棘球蚴病病理标本**

观察棘球蚴形状、大小及颜色。

圆形囊状物,大小不等,乳白色,半透明,囊壁似粉皮状。

二、镜下观察

1.**带绦虫卵玻片标本**

观察形状、大小、颜色、胚膜及内含物。

呈圆球形或近球形,直径 37 μm,卵壳薄且透明,内为胚膜。通常镜检所见的卵无卵壳,外有很厚的胚膜,棕黄色,具放射状条纹,内含六钩蚴,新鲜卵的六钩蚴可见 3 对小钩。两种带绦虫卵形态相似,镜下不能区分。

2.**猪带绦虫头节玻片标本**

观察形状、吸盘、顶突及小钩。

呈球形,有 4 个吸盘,顶端有顶突,顶突上有 2 圈小钩。

3.**牛带绦虫头节玻片标本**

观察形状和吸盘,注意与猪带绦虫头节鉴别。

略呈方形,有 4 个吸盘,无顶突和小钩。

4.**猪带绦虫成节玻片标本**

观察形状和卵巢分叶情况。

略呈方形,卵巢分 3 叶,两个侧叶较大,中央叶较小。

5.**牛带绦虫成节玻片标本**

观察形状和卵巢分叶情况,注意与猪带绦虫成节鉴别。

略呈方形,卵巢分左右 2 叶。两种绦虫成节结构大体相同。每个节片都有雌雄生殖器官,子宫呈管状,无子宫孔。卵巢分叶情况是与猪带绦虫成节的鉴别依据。

6.**猪带绦虫孕节玻片标本**

观察形状和子宫分支情况。

呈长方形,只含充满虫卵的子宫。子宫两侧分支,每侧 7 ~ 13 支。

7.**牛带绦虫孕节玻片标本**

观察形状和子宫分支情况,注意与猪带绦虫成节鉴别。

形状与猪带绦虫孕节相似,子宫两侧分支,每侧 15 ~ 30 支,枝端再分支。子宫两侧的分支数是鉴别猪带绦虫与牛带绦虫的重要依据。

8. 猪囊尾蚴玻片标本

观察头节形态和结构。

猪囊尾蚴又称囊虫,卵圆形囊状物,大小约 9 mm × 5 mm,乳白色,半透明,头节凹入囊内呈白色点状,有顶突和小钩。

9. 牛囊尾蚴玻片标本

观察头节形态和结构,注意与猪囊尾蚴鉴别。

与猪囊尾蚴相似,囊内头节无顶突和小钩。

10. 棘球蚴砂玻片标本

观察原头节和生发囊形态和结构。

囊壁分两层,外层为角皮层,无细胞结构,内层为胚层(生发层),具细胞核和微粒物质,胚层长出原头节(原头蚴)、生发囊(育囊)和子囊。从囊壁上脱落的原头节、生发囊和子囊悬浮在囊液中,称棘球蚴砂。

11. 包生绦虫头节玻片标本

观察形状、吸盘、顶突及小钩。

呈梨形,有 4 个吸盘和顶突,顶突伸缩性强,上有 2 圈小钩。

12. 包生绦虫孕节玻片标本

观察外形及子宫形状。

子宫呈不规则囊状。

【实训报告】

实训报告

课程名称:_____　实训项目:_____　实训地点:_____

带教老师:_____　姓名:_____　学号:_____　时间:_____

1. 绘图

绘出带绦虫卵、猪带绦虫头节、牛带绦虫头节和包生绦虫头节的镜下形态图,标明结构及放大倍数。

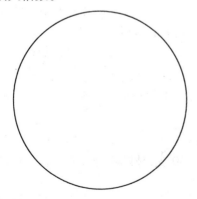

带绦虫卵

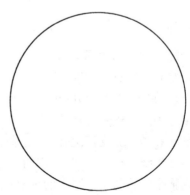

猪带绦虫头节

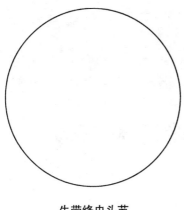

牛带绦虫头节

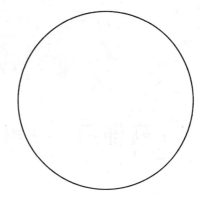

包生绦虫头节

2. 填表

写出实训观察的两种带绦虫的主要区别。

区别点	猪带绦虫	牛带绦虫
体　长		
头　节		
成　节		
孕　节		
囊尾蚴		

实训八 溶组织内阿米巴标本观察

【知识准备】

1. 溶组织内阿米巴滋养体及包囊形态特征。
2. 结肠内阿米巴滋养体及包囊形态特征。
3. 溶组织内阿米巴生活史及致病性。
4. 正确的显微镜油镜操作技能。

【实训目标】

1. 能正确辨识溶组织内阿米巴滋养体及包囊。
2. 能鉴别溶组织内阿米巴和结肠内阿米巴。
3. 能评估溶组织内阿米巴所致疾病。
4. 能熟练进行碘液染色法。

【实训地点】

寄生虫检验技术实训室、病理标本陈列室。

【实训学时】

2 学时。

【实训准备】

1. **学生准备** 衣帽整洁,举止端庄,洗手,戴口罩、手套。
2. **用物准备** 溶组织内阿米巴大滋养体玻片、溶组织内阿米巴包囊玻片、结肠内阿米巴滋养体玻片、结肠内阿米巴包囊玻片、肠阿米巴病理标本、阿米巴肝脓肿病理标本、空白玻片、牙签、碘液、粪便标本、记录纸、笔等。
3. **环境准备** 安静、整洁,光线、温度、湿度适宜,酌情关闭门窗、屏风等遮挡,有洗手设备及用物,有视频播放设备。

【实训步骤】

1. 思考观察

①教师展示溶组织内阿米巴感染病例,学生思考和回顾溶组织内阿米巴滋养体、包囊形态特征、生活史、致病性、实验诊断及流行病学,学生按 8 ~ 10 人/组进行小组讨论。

②教师展示实训内容并示范显微镜观察溶组织内阿米巴和结肠内阿米巴滋养体、包囊,教师讲解溶组织内阿米巴和结肠内阿米巴滋养体、包囊、肠阿米巴病理标本、阿米巴肝脓肿病理标本观察要点,学生观察。

③教师示范粪便标本的碘液染色法,学生观察。

2. 迁移实训

①领取玻片标本,独立观察并绘图。

②分组观察肠阿米巴病理标本和阿米巴肝脓肿病理标本。

③独立进行碘液染色操作。

3. 评价展示

教师任意抽取每组学生代表进行问题回答和操作展示,教师和其他学生查看、听取展示结果并评价,最后由教师归纳总结。

4. 观看视频

观看溶组织内阿米巴生活史、致病性、实验诊断及流行病学视频。

5. 作业练习

完成实训报告。

【实训内容】

一、镜下观察

1. 溶组织内阿米巴大滋养体玻片标本(铁苏木素染色)

观察虫体形状、大小、伪足、细胞核结构及内质中红细胞。

阿米巴大滋养体又称组织型滋养体。先用高倍镜找到虫体,然后用油镜观察。虫体大致呈椭圆形,20 ~ 60 μm,内外质分界明显,外质无色透明,约占虫体的1/3,可见舌状或叶状伪足。内质呈颗粒状,蓝灰色,颗粒细小而均匀,内有 1 个核,蓝黑色,圆形,呈车轮状,核膜内缘的染色质粒大小较一致,排列整齐,核仁小而圆,位于中央,为典型泡状核。有些滋养体内质可见蓝黑色的红细胞和空泡。

2. 溶组织内阿米巴包囊玻片标本(铁苏木素染色)

观察包囊形状、大小、细胞核结构、数目、拟染色体和糖原泡的形状。

包囊呈圆球形,染成蓝灰色。囊壁厚,不着色。核通常 1 ~ 4 个,成熟包囊 10 ~ 20 μm,具 4 个核,核结构为泡状核,糖原泡在染色时被溶解,成为空泡,拟染色体呈深蓝色,棒状,两端较钝圆。成熟包囊常无拟染色体。

3. 结肠内阿米巴滋养体玻片标本(铁苏木素染色)

观察虫体形状、大小、内质性状及内含物。注意与溶组织内阿米巴的区别。

结肠内阿米巴滋养体与溶组织内阿米巴滋养体形状、大小相似,内质、外质分界不明显,内质呈粗颗粒状食物泡,内含有细菌和淀粉颗粒等,但不含红细胞。核仁常常偏于一边。核膜内缘的染色质粒粗或粗细不均匀,排列不整齐。

4.结肠内阿米巴包囊玻片标本(铁苏木素染色)

观察包囊形状、大小、细胞核结构、数目、拟染色体形状。注意与溶组织内阿米巴的区别。

结肠内阿米巴包囊比溶组织内阿米巴包囊略大,圆球形,细胞核1~8个,核构造和结肠内阿米巴滋养体相似。拟染色体的两端不整齐,似碎片状或稻束状。

二、肉眼观察

1.肠阿米巴病理标本

观察肠壁溃疡性状。

肠黏膜表面有弥散分布的圆形或椭圆形的肿胀小点,大小不一,病变中央组织缺损,结节中央有针帽大的小孔,周围组织液化性坏死、水肿而隆起,形成口小底大烧瓶状溃疡。多个溃疡融合后,使肠黏膜组织坏死、脱落,形成浅表溃疡。溃疡间可见到正常组织。

2.阿米巴肝脓肿病理标本

观察肝脓肿性状变化。

脓肿多发生在肝右叶,常为单个,肝肿大,切面可见较大脓肿形成。脓腔周围组织坏死,使脓肿内壁粗糙不平,呈棉絮状。

三、碘液染色法

1.操作步骤

①取1块洁净的载玻片,在玻片中央滴1~2滴碘液。

②用牙签挑取少许粪便(约火柴头大小),在碘液中涂抹成一层均匀粪膜。

③加上盖玻片,置于显微镜油镜下观察。

镜下可见包囊呈棕黄色,圆球形,囊壁不着色,发亮。细胞核呈小圆圈状,糖原泡着色较深,边界不明显。拟染色体呈亮棒状。

2.注意事项

①碘液染色法主要用于原虫包囊检查。

②为提高检出率,每份粪便标本应制作3张涂片。

③未查见包囊,可间隔2~3 d重复检查。

④染色时,碘液不宜过多,否则染色过深,结构不容易看清。

【实训报告】

实训报告

课程名称:＿＿＿＿＿＿　　实训项目:＿＿＿＿＿＿　　实训地点:＿＿＿＿＿＿

带教老师:＿＿＿＿＿　　姓名:＿＿＿＿＿　　学号:＿＿＿＿＿　　时间:＿＿＿＿＿

1.绘图

绘出溶组织内阿米巴大滋养体、包囊及结肠内阿米巴滋养体、包囊等的镜下形态图,标明结构及放大倍数。

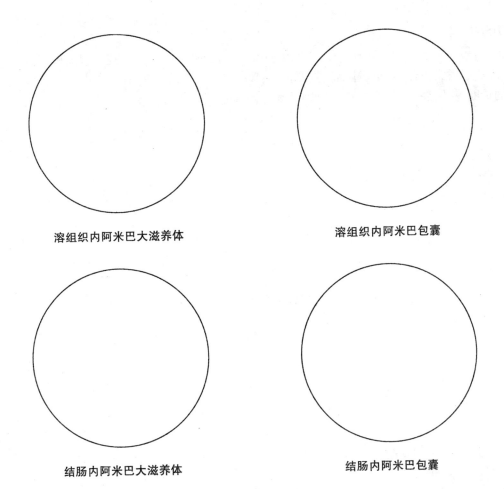

溶组织内阿米巴大滋养体

溶组织内阿米巴包囊

结肠内阿米巴大滋养体

结肠内阿米巴包囊

2. 填表

写出实训观察的两种阿米巴包囊的主要区别。

区别点	溶组织内阿米巴包囊	结肠内阿米巴包囊
大　小		
形　状		
细胞核数目		
细胞核结构		
拟染色体		

3.案例分析

王某,男,30 岁,腹痛、腹泻半月,大便 4~8 次/d,便量多,暗红色,有腥臭味,肉眼可见血液及黏液,患者无发热,右下腹隐痛,粪便镜检:WBC 10~15 个/HP,RBC 满视野。该患者最可能的诊断是什么？应与哪些疾病鉴别？粪便检查时应注意哪些事项？

实训九 鞭毛虫纲的形态辨识

【知识准备】

    1. 阴道毛滴虫形态特征结构。

    2. 蓝氏贾第鞭毛虫形态结构。

    3. 杜氏利什曼原虫形态结构。

【实训目标】

    1. 能肉眼辨认阴道毛滴虫的成虫。

    2. 能镜下辨认常见鞭毛虫纲的幼虫和成虫。

    3. 学会阴道毛滴虫的检查方法。

    4. 知道杜氏利什曼原虫的检查方法。

【实训地点】

    检验实训基地。

【实训学时】

    2 学时。

【实训准备】

    1. **实训者准备**　衣帽整洁,举止端庄,戴口罩、手套。

    2. **用物准备**　成虫标本、虫卵玻片、棉签、载玻片、盖玻片、生理盐水、甲醛、吉氏染液、显微镜、记录纸、笔等。

    3. **环境准备**　安静、整洁,光线、温度、湿度适宜,酌情关闭门窗、屏风遮挡。

【实训内容】

一、成虫标本观察

    阴道毛滴虫活体标本　虫体无色透明,似水滴样,做螺旋式运动。

二、镜下观察成虫、幼虫及虫卵

1. 阴道毛滴虫成虫

滴虫呈梨形,前端有鞭毛,腹面可见弯曲而颤动的波动膜,在虫体前端见椭圆形的核和空泡。

2. 蓝氏贾第鞭毛虫滋养体

倒置梨形,前端宽圆,向后渐尖细,有1对卵圆形的核,中间1对轴柱向尾部延伸。体两侧则可见4对鞭毛,有时在轴柱中部有1对逗点状或半月形的付基体。

3. 蓝氏贾第鞭毛虫包囊

卵圆形,外披厚壁,体积较大易见,囊内可见4个细胞核,轴柱在虫体中央,有时还可见到付基体及丝状物。

4. 杜氏利什曼原虫无鞭毛体

在视野中先找到紫红色大核的巨噬细胞,选择细胞质内有点状颗粒的细胞进一步观察。无鞭毛体的体积甚小,卵圆形,常能见到紫红色圆形的核和小的基体。

5. 杜氏利什曼原虫前鞭毛体

染色后前鞭毛体为淡紫红色,由于鞭毛的关系,常聚在一起呈菊花形。排列有时不十分整齐,相互交织成网。前鞭毛体形态为梭形,中间为圆形核,虫体前端也有基体,自前端长出1根鞭毛,长度与体长接近,弯曲。

三、阴道毛滴虫检查方法

1. 直接涂片法

(1)操作方法

用消毒棉签在阴道后穹隆、子宫颈及阴道壁上拭取分泌物,置于盛有少量生理盐水的试管中,吸取1滴生理盐水标本液滴于载玻片上,覆以盖玻片镜检。

(2)注意事项

注意气温较低时可将载玻片稍加温,以增加阴道毛滴虫的活动能力。

2. 涂片染色法

(1)操作方法

取阴道分泌物做生理盐水涂片,晾干、甲醛固定,用吉氏染液或瑞氏染液染色后镜检。

(2)注意事项

①标本片要充分晾干、固定,否则染色时容易脱落。

②染液要现用现配,放置过久易影响染色效果。

③涂片染色法除观察阴道毛滴虫外,还可根据白细胞和阴道上皮细胞的数量判定阴道清洁度。

四、杜氏利什曼原虫检查方法

1. 骨髓穿刺法

多做髂骨穿刺,抽取骨髓液,立即涂片,干后经甲醇固定,用瑞氏或吉氏染液染色镜检。在巨噬细胞内外可见散在的无鞭毛体。

2.皮肤活组织检查

对疑似皮肤型杜氏利什曼原虫病患者,可从皮肤病变处刮取或抽取组织液涂片、固定、染色、镜检。

【实训报告】

实训报告

课程名称:＿＿＿＿＿＿＿　实训项目:＿＿＿＿＿＿＿　实训地点:＿＿＿＿＿＿＿

带教老师:＿＿＿＿＿＿　姓名:＿＿＿＿＿　学号:＿＿＿＿＿　时间:＿＿＿＿＿

1.绘图

绘出阴道毛滴虫、蓝氏贾第鞭毛虫滋养体、杜氏利什曼原虫无鞭毛体和前鞭毛体的镜下形态结构。

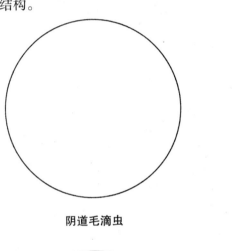

阴道毛滴虫

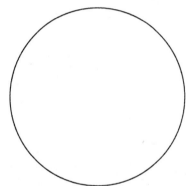

蓝氏贾第鞭毛虫滋养体

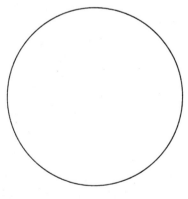

杜氏利什曼原虫无鞭毛体

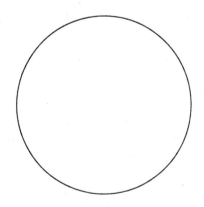

杜氏利什曼原虫前鞭毛体

2. 记录

记录阴道毛滴虫的检查结果。

实训十 孢子虫纲的形态辨识

【知识准备】

疟原虫红细胞内的形态结构特征。

【实训目标】

能镜下辨认常见疟原虫生活史中各期的形态。

【实训地点】

检验实训基地。

【实训学时】

2 学时。

【实训准备】

1. **实训者准备** 衣帽整洁,举止端庄,戴口罩、手套。
2. **用物准备** 玻片标本、显微镜、记录纸、笔等。
3. **环境准备** 安静、整洁,光线、温度、湿度适宜,酌情关闭门窗、屏风遮挡。

【实训内容】

镜下观察各期的形态

1. 间日疟原虫薄血膜

(1)受感染的红细胞

胀大,色较淡,常有细小鲜红分布均匀的薛氏点,出现较晚;一般有晚期滋养体的红细胞始有薛氏点。

（2）早期滋养体（环状体）

较大，约为红细胞直径的 1/3；细胞质呈环状、较薄，色深蓝；细胞核通常只有 1 个。

（3）晚期滋养体（阿米巴滋养体）

很大，细胞质呈阿米巴状，含数个空泡，颇不规则，变化很大；色素颗粒呈微小的短杆杆状，色棕黄，分布四散。

（4）裂殖体

虫体继续增大、变圆，空泡消失，细胞核分裂成 2 个以上，但细胞质不分裂，疟色素增多，分布不均匀，为未成熟裂殖体。细胞核分裂成 12～24 个，细胞质也随之分裂，形成 12～24 个裂殖子，疟色素聚集成团，为成熟裂殖体。

（5）雌配子体

圆形，细胞质色深蓝；细胞核较小、致密、色深红，位于一边不染色带明显；色素颗粒形状、颜色与裂殖体内者同，但有沿边分布的趋向。

（6）雄配子体

圆形，细胞质色淡蓝或紫蓝；细胞核较大且松散，色淡红，较位近中心；色素颗粒与雌配子体者相似。

2. 间日疟原虫厚血膜

（1）早期滋养体

少数呈环状，多数胞浆收缩或断裂呈"叹号""问号""飞鸟"等状。

（2）晚期滋养体

很大，形状颇不规则；细胞质分散裂断，色淡蓝或深蓝；细胞核较大，色鲜红或紫红或被色素颗粒遮蔽，所以不太清楚；色素颗粒短杆状，色棕黄，散在细胞质内。

（3）早期裂殖体

很大，细胞质稀薄柔软，色淡蓝或深蓝；细胞核已分裂为 2～10 个，色紫红或鲜红、圆形或不规则圆形；色素颗粒呈短杆状，色棕黄，四散或集中，单个的色素颗粒能看出。

（4）晚期裂殖体

很大，细胞质在分裂中或已分裂完毕；细胞核 12～24 个，平均 16 个，色紫红，排列不规则或成一圈；色素颗粒呈短杆状，色棕黄，一般集中在中央或一边。

（5）配子体

形圆或椭圆，细胞质有时正常，有时裂断成块；细胞核腐蚀或完全消失，坚实或松散，色深红或淡红，位置常偏于一边，有时完全消失；色素颗粒短杆状，色棕黄，有沿边缘分布的倾向。

3. 恶性疟原虫薄血膜

（1）受感染的红细胞

正常或缩小；色正常；可有褐红色、较大、形状不规则的几颗茂氏小点。

（2）早期滋养体（环状体）

一般较小，约为红细胞直径的1/5；细胞质呈环状、细薄，常有位于红细胞边缘的倾向；核1～2个；一个红细胞常寄生2个或2个以上的原虫。

（3）晚期滋养体

较小，细胞质较圆的阿米巴状，有时呈细线或网状；色素颗粒呈细的颗粒状，多数集中凝成团。色黑褐，出现很早。

（4）裂殖体

较小，细胞质较圆，坚实；色素颗粒色黑褐，集于中央或一侧。

（5）雌配子体

直径10～15 μm；新月形，两端较尖；细胞质色深蓝；细胞核较小，结实，色深红，位于中央；色素颗粒状如米粒，色黑褐，紧密地分布在核的周围。

（6）雄配子体

直径7～10 μm；腊肠形，两端较圆，细胞质色淡蓝或紫蓝；细胞核较大，松散，色淡红，位于中央；色素颗粒状如米粒，色黑褐，松散地分布在核的周围。

【实训报告】

实训报告

课程名称：＿＿＿＿＿＿＿　　实训项目：＿＿＿＿＿＿＿　　实训地点：＿＿＿＿＿＿＿

带教老师：＿＿＿＿＿＿＿　　姓名：＿＿＿＿＿＿＿　　学号：＿＿＿＿＿＿＿　　时间：＿＿＿＿＿＿＿

绘出间日疟原虫红细胞内的镜下形态结构。

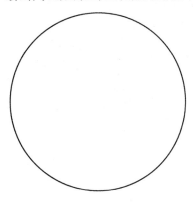

疟原虫小滋养体

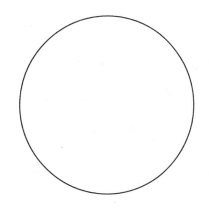

疟原虫大滋养体

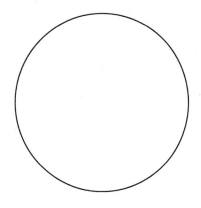

疟原虫未成熟裂殖体

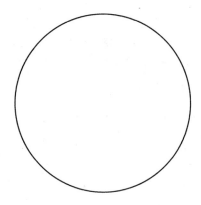

疟原虫成熟裂殖体

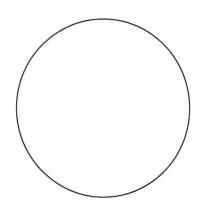

疟原虫雄配子体

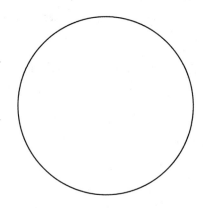

疟原虫雌配子体

实训十一 弓形虫、隐孢子虫的形态辨识 疟原虫厚、薄血膜涂片的操作

【知识准备】

1. 弓形虫滋养体的形态结构。
2. 隐孢子虫卵囊的形态结构。

【实训目标】

1. 能在镜下辨认常见弓形虫、隐孢子虫生活史中各期的形态。
2. 学会疟原虫厚、薄血膜涂片法的操作方法及注意事项。

【实训地点】

检验实训基地。

【实训学时】

2 学时。

【实训准备】

1. **实训者准备** 衣帽整洁,举止端庄,戴口罩、手套。
2. **用物准备** 玻片标本、采血针、载玻片、甲醛、吉氏染液、显微镜、记录纸、笔等。
3. **环境准备** 安静、整洁,光线、温度、湿度适宜,酌情关闭门窗、屏风遮挡。

【实训内容】

一、镜下观察各期的形态

1. 弓形虫滋养体

呈新月形或香蕉形,一端较尖,一端钝圆;大小 4 ~ 7 μm。

2. 弓形虫假包囊

宿主细胞膜包围形成数个至十余个速殖子的集合体。

3. 弓形虫包囊

圆形或者椭圆形,直径 5 ~ 100 μm,内含数十到数千个滋养体。

4. 隐孢子虫卵囊

圆形或椭圆形,直径 4 ~ 7 μm,囊壁光滑;成熟卵囊内含 4 个半月形的子孢子和一团残留体;染色后呈玫瑰红色,背景呈蓝绿色,囊内可见排列不规则的子孢子及黑色颗粒状的残留体。

二、厚、薄血膜涂片法

1. 操作方法

疟原虫的检查方法,通常在一张载玻片上同时进行厚、薄血膜涂片法,两种方法都必须进行固定和染色。

(1)厚血膜涂片法

①取 2 大滴血,滴于载玻片右侧 1/3 处。

②用推片一角由里向外做螺旋形推开,将血滴制成直径约 1 cm 厚薄均匀的圆形厚血膜。

③血片上滴加数滴蒸馏水进行溶血,待血膜呈灰白色时,将水倒去晾干。

④按上述方法将血膜固定、染色、镜检。

(2)薄血膜涂片法

①自耳垂或手指取 1 小滴血,滴于载玻片右侧的 1/3 与 2/3 交界处。

②以一端边缘光滑的载玻片为推片,将推片的一端置于血滴之前,并与载玻片呈 30° ~ 45°夹角,待血液沿推片端缘扩散后,自右向左均匀迅速推成薄血膜。

③待血片充分晾干,用甲醇或无水酒精固定,滴加瑞氏染液或吉氏染液,染色 5 min 或 30 min,再用缓冲液冲洗,晾干后镜检。

2. 注意事项

①采血时间应根据各种疟原虫在人体外周血中出现的规律,间日疟和三日疟患者以在疟疾发作前、后数小时至十余小时采血最佳,恶性疟原虫则应在疟疾发作开始后不久即做血检。

②载玻片一定要认真处理,必须表面光滑,清洁无油,否则薄血膜会产生空白区,厚血膜易脱落。

③取血量要适宜,血量多,夹角宜小;血量少,夹角宜大。

④推片时用力和速度要均匀,切勿中途停顿或重复推片。理想的薄血膜,应是一层均匀分布的血细胞,血细胞间无空隙且血膜末端呈扫帚状或舌状。

⑤若厚、薄血膜同片制作,厚、薄血膜之间应用蜡笔画线分开,以免厚血膜溶血时影响薄血膜,或以甲醇固定薄血膜时影响厚血膜。

【实训报告】

实训报告

课程名称:＿＿＿＿＿＿　实训项目:＿＿＿＿＿＿　实训地点:＿＿＿＿＿＿

带教老师:＿＿＿＿＿　姓名:＿＿＿＿＿　学号:＿＿＿＿＿　时间:＿＿＿＿＿

1. 绘图

绘出弓形虫滋养体、隐孢子虫卵囊的镜下形态结构。

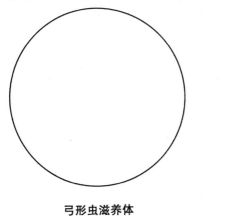

弓形虫滋养体

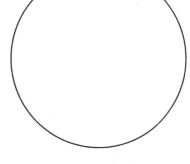

隐孢子虫卵囊

2. 记录

记录厚、薄血膜涂片法的检查结果。

3. 讨论

讨论操作中的注意事项。

实训十二 昆虫纲形态结构观察及标本采集制作

【知识准备】

1. 蚊、蝇、蚤、虱的主要形态结构特征。
2. 蚊、蝇、蚤、虱的生活史。

【实训目标】

1. 能熟练辨识蚊和蝇成虫、幼虫、蛹及卵的形态结构特征。
2. 能辨识蚤和虱的形态结构特征。
3. 知道蚊和蝇成虫的标本采集及制作方法。

【实训地点】

检验实训基地。

【实训学时】

2学时。

【实训准备】

1. **实训者准备** 衣帽整洁,举止端庄,戴口罩、手套。
2. **用物准备** 成虫标本、各种玻片、放大镜、吸蚊管、吸蚊器、玻璃试管、棉球、昆虫针、硬纸片、昆虫盒、酒精(各浓度)、10%氢氧化钾溶液、二甲苯、载玻片、盖玻片、树胶、记录纸、笔等。
3. **环境准备** 安静、整洁,光线、温度、湿度适宜,酌情关闭门窗、屏风遮挡。

【实训内容】

一、蚊和蝇形态结构观察

1. 镜下观察

（1）蚊翅玻片标本

观察翅脉的分支情况及翅上有无黑白斑。

（2）蚊头部玻片标本

观察头部的复眼、触角、触须、喙的结构。

（3）蚊口器玻片标本

观察刺吸式口器的结构。

（4）按蚊、库蚊和伊蚊成熟幼虫玻片标本

能根据呼吸器官的不同进行鉴别。

（5）按蚊、库蚊和伊蚊蛹玻片标本

观察三属蚊蛹的形状、大小、颜色、呼吸管的特征。

（6）按蚊、库蚊和伊蚊卵玻片标本

观察三属蚊卵的形状、大小、颜色、结构。

（7）蝇翅玻片标本

观察翅脉的外形及第4纵脉与第3纵脉的末端的距离。

（8）蝇头部玻片标本

观察头部的复眼、单眼、触角、触角芒、喙的特征。

（9）蝇足玻片标本

观察足的分节情况。

2. 肉眼观察

（1）常见蚊成虫针插标本

观察成虫外形、大小、体色和头、胸、腹各部分的主要结构和特征。

（2）常见蝇成虫针插标本

观察成虫大小、体色、胸部背面情况、腹部及复眼颜色等主要与分类有关的结构。

（3）蝇卵浸制标本

观察虫卵的形状、大小、颜色。

（4）蝇幼虫浸制标本

观察其形状、大小、颜色。

（5）蝇蛹浸制标本

观察其形状、大小、颜色。

二、蚤和虱形态结构观察

1. 镜下观察

（1）蚤、虱卵玻片观察

观察虫卵的形状、大小、颜色、结构等特征。

（2）蚤成虫玻片观察

观察成虫的形状、大小、颜色、虫体分节等特征,注意雌雄成蚤的鉴别。

（3）体虱和头虱玻片标本

观察形状、大小、颜色及抓器等主要结构,注意雌雄虫体的不同。

（4）耻阴虱玻片标本

观察其大小、形状、颜色及主要结构。注意其与人虱的区别。

2. 肉眼观察

（1）虱成虫针插标本

观察其形状、大小、体色及与分类有关的特征。

（2）蚤成虫针插标本

观察其形状、大小、体色及与分类有关的特征。

三、蚊和蝇成虫标本采集及制作

1. 蚊成虫标本采集及制作

（1）采集方法

在蚊虫栖息场所寻找到成蚊后,用橡皮球吸蚊管或手电筒式吸蚊器,将蚊虫吸入吸蚊管内或吸蚊器内,也可用普通玻璃试管扣捕,然后用棉球塞入管内,将棉球推下至贴近蚊虫处。每捕获一只成蚊,即塞入一个棉球,直至捕满试管后,再更换玻璃试管。采集的标本须在采集场所立即写上捕获地点和日期,然后回到实验室进行登记和处理。

（2）标本制作

将采集或在养蚊笼中羽化的成蚊,放在有乙醚或氯仿的毒瓶内熏死。标本制作方法有:

①针插法:用00号昆虫针插入一硬纸片的一端(纸片长1.5 cm,宽0.7 cm),然后将针尖插入蚊的中胸部腹面6足的中央,但勿穿透至胸的背面。再用3号昆虫针从硬纸片的另一端插下,并插入一硬纸片,记录蚊种、采集日期、地点。最后将此标本插入木制昆虫盒中保存(在盒中一角放置樟脑块或木馏油瓶,以防虫咬)。

②玻片标本:将熏死的成蚊浸于浓度为70%的酒精中,制片时取出水洗,置于浓度为10%的氢氧化钾溶液中浸泡数小时,使蚊体内部软组织溶解及几丁质色素减退。水洗2~3次,每次30 min,充分洗净氢氧化钾。依次经浓度为30%、50%、60%、70%、80%、90%、100%的乙醇各脱水30~60 min。用二甲苯透明后,将虫体移到载玻片上,摆好姿势,加盖玻片,用加拿大树胶封片。

2. 蝇成虫标本采集及制作

（1）标本的采集

采用捕蝇网挥捕,或将诱蝇笼(加诱饵)放置在一定场所进行诱捕,也可用长玻璃试管扣捕成蝇。

（2）标本的制作

用乙醚或氯仿杀死成蝇,用2号昆虫针从其胸背板的右侧直立插下,将虫体插至针上端的1/3处。然后整形,使两翅朝上、六足伸展,将标本插到昆虫标本盒中保存,并注明蝇的名称、采集地点及日期。

【实训报告】

实训报告

课程名称：＿＿＿＿＿＿　实训项目：＿＿＿＿＿＿　实训地点：＿＿＿＿＿＿

带教老师：＿＿＿＿＿　姓名：＿＿＿＿＿　学号：＿＿＿＿＿　时间：＿＿＿＿＿

填表

种　类	传播和所致疾病	病原体	危害形式
蚊			
蝇			
蚤			
虱			

实训十三 蛛形纲形态结构观察和人疥螨、蠕形螨检查

【知识准备】

蜱、人疥螨、蠕形螨的主要形态结构特征。

【实训目标】

1. 能熟练辨识蜱、人疥螨、蠕形螨的形态结构特征。
2. 知道人疥螨、蠕形螨的检查方法。

【实训地点】

检验实训基地。

【实训学时】

2学时。

【实训准备】

1. **实训者准备** 衣帽整洁,举止端庄,戴口罩、手套。
2. **用物准备** 成虫标本、各种玻片、外科刀片、透明胶纸、甘油、石蜡油、记录纸、笔等。
3. **环境准备** 安静、整洁,光线、温度、湿度适宜,酌情关闭门窗、屏风遮挡。

【实训内容】

一、形态结构观察

1.硬蜱玻片标本

观察硬蜱的形状、大小、颜色、颚体位置、足的数目及其主要分类特征。注意雌雄虫体鉴别。

2. 软蜱玻片标本

观察软蜱的形状、大小、颜色、颚体位置、有无背板、表皮等特征。注意与其他硬蜱的区别。

3. 人疥螨玻片标本

观察虫体的大小、形状、颜色、颚体结构、躯体背面的横纹、皮棘、刚毛。特别注意观察躯体腹面足的结构,明确如何根据足的特点鉴别雌雄虫体。

4. 蠕形螨玻片标本

观察虫体的大小、形状、颜色、颚体结构、足的位置等特征。注意比较毛囊蠕形螨与皮脂蠕形螨的不同。

二、人疥螨和蠕形螨检查方法

1. 人疥螨检查方法

(1)双目解剖镜观察结合针挑法

在双目解剖镜下直接观察皮损部位,发现有隧道及盲端内的疥螨轮廓,用针尖挑出虫体,置于有石蜡油的载玻片上,在显微镜下鉴定。

(2)刮片法

用消毒的外科刀片蘸少许无菌石蜡滴在丘疹表面(应选择新出的、未经搔抓无结痂者)。平刮数下至油滴内有小血点为度。取丘疹顶部的角质层部分,如此连刮6或7个丘疹后,移至载玻片上的石蜡油滴内,加盖玻片镜检。

2. 蠕形螨检查方法

(1)挤压涂片法

常采用痤疮压迫器、弯镊子、曲回纹针等刮取受检皮肤,也可用手指挤压皮肤,将取得的皮脂腺分泌物置于载玻片上,加1滴甘油或石蜡油,涂匀后加盖玻片镜检。

(2)透明胶纸粘取法

取长约5 cm的透明胶纸于睡前粘贴于额、鼻、鼻沟、颧等处,用手压平。次日清晨揭下透明胶纸贴于载玻片上镜检。如果透明胶纸下气泡较多,可揭开后加1滴甘油或石蜡油再粘贴于玻片上,进行镜检。

(3)挤粘结合法

将透明胶纸平贴于受检部位,挤压数次,取下贴在载玻片上镜检,可随时进行。

【实训报告】

实训报告

课程名称：＿＿＿＿＿＿＿　实训项目：＿＿＿＿＿＿＿　实训地点：＿＿＿＿＿＿＿

带教老师：＿＿＿＿＿＿　姓名：＿＿＿＿＿　学号：＿＿＿＿＿　时间：＿＿＿＿＿

1. 填表

种　类	传播和所致疾病	病原体	危害形式
蜱			
疥　螨			
蠕形螨			

2. 统计

统计班上同学人疥螨、蠕形螨的感染率。

参考文献

［1］尹燕双.寄生虫检验技术［M］.北京:人民卫生出版社,2002.

［2］尹燕双.寄生虫检验技术习题集及实训报告［M］.北京:人民卫生出版社,2008.

［3］陈佩惠.人体寄生虫学［M］.北京:人民卫生出版社,1979.

［4］沈继龙.临床寄生虫学和寄生虫检验［M］.北京:人民卫生出版社,2002.

［5］张锡林,黄复生.人体寄生虫学实验教程［M］.西安:第四军医大学出版社,2005.